Ricette

MW01234982

La Cottura Sotto

Vuoto

Ricette Gustose, Veloci E Semplici Per Il Tuo Sous

Vide Da Fare A Casa Ogni Giorno Per Te Stesso E Gli

Amici

Madison Cooper - Arianna

Marino

Avviso di dichiarazione di non responsabilità:

Si prega di notare che le informazioni contenute in questo documento sono solo a scopo educativo e di intrattenimento. Tutto lo sforzo è stato eseguito per presentare informazioni accurate, aggiornate e affidabili e complete. Nessuna garanzia di alcun tipo è dichiarata o implicita. I lettori riconoscono che l'autore non si sta impegnando nella fornitura di consulenza legale, finanziaria, medica o professionale. Il contenuto all'interno di questo libro è stato derivato da varie fonti. Si prega di consultare un professionista autorizzato prima di tentare qualsiasi tecniche delineata in questo libro.

Leggendo questo documento, il lettore accetta che in nessun caso l'autore è responsabile di eventuali perdite, dirette o indirette, che si verificano a seguito dell'uso delle informazioni contenute nel presente documento, inclusi, a titolo pertanto, errori, omissioni o imprecisioni.

Indice dei contenuti

colazione

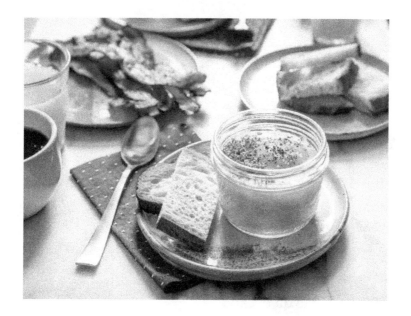

Verdure miste sottaceto

Tempo di preparazione: 10 minuti, tempo di cottura: 40

minuti, porzioni: 4

ingredienti

• Barbabietole da 12 once, tagliate a fette da 1/2 pollice

• 1/2 Pepe serrano, semi rimossi

• 1 spicchio d'aglio, a dadini

• 2/3 tazza aceto bianco

• 2/3 tazza di acqua filtrata

• 2 cucchiai di spezie da decapo

Indicazioni:

1.Preparare il bagno d'acqua Sous-vide utilizzando il

circolatore ad immersione e aumentare la temperatura a 190°F.

2. Prendere il barattolo di muratore da 4-6 once e aggiungere il pepe serrano, le barbabietole e gli spicchi d'aglio

3. Prendere una pentola di media scorta e aggiungere la spezia da decapo, l'acqua filtrata, l'aceto bianco e portare il composto a ebollizione

4.Rimuovere il materiale e filtrare la miscela sulle barbabietole nel barattolo.

5.Riempili.

6.Sigillalo liberamente e immergendolo sott'acqua. Cuocere per 40 minuti.

7.Lascia raffreddare e servire i barattoli!

Nutrizione: Calorie 170, Carboidrati 34 g, Grassi 2 g, Proteine 4 g

Mix di ortaggi a radice

Tempo di preparazione: 15 minuti, tempo di cottura: 3 ore, porzioni: 4

ingredienti

•1 rapa sbucciata, tagliata in pezzi da 1 pollice

•1 rutabaga sbucciato, tagliato in pezzi da 1 pollice

•8 pezzi di carote piccole sbucciate e tagliate a pezzi da 1 pollice

•1 pastinaca sbucciata, tagliata in pezzi da 1 pollice

•1/2 cipolla rossa, tagliata a pezzi da 1 pollice e sbucciata

•4 pezzi di aglio, schiacciato

•4 rametti di rosmarino fresco

•2 cucchiai di olio extravergine di oliva

•Sale kosher e pepe nero a piacere

•2 cucchiai di burro vegano non salato

Indicazioni:

1.Preparare il bagno d'acqua Sous-vide utilizzando il circolatore ad immersione e aumentare la temperatura a 185ºF.

2. Prendi due grandi sacchetti con cerniera richiurabili per impieghi gravosi e dividi le verdure e il rosmarino tra i sacchetti.

3.Aggiungere 1 cucchiaio di olio al sacchetto e condire con un po 'di sale e pepe.

4.Sigillare i sacchetti utilizzando il metodo di immersione. Immergere sott'acqua e cuocere per 3 ore

5. Prendi una padella e mettila a fuoco alto e aggiungi l'olio.

6.Una volta fatto, aggiungi il contenuto della tua borsa alla padella. Cuocere il composto per circa 5-6 minuti fino a quando il liquido non arriva a una consistenza sciroppata.

7.Aggiungi il burro alle tue verdure e le snose bene.

8. Continuare a cucinare per altri 5 minuti fino a quando non sono ben rosolati.

9.Servire!

Nutrizione: Calorie 286, Carboidrati 43 g, Grassi 10 g, Proteine

6 g

Carote sottaceto

Tempo di preparazione: 30 minuti, tempo di cottura: 1 ora e 30 minuti, porzioni: 1

ingredienti

• 1 tazza di aceto di vino bianco

• 1/2 tazza di zucchero di barbabietola

• 3 cucchiai di sale kosher

• 1 cucchiaino di pepe nero

• 1/3 tazza di acqua ghiacciata

• 10-12 pezzi di carote piccole, sbucciate con gli steli tagliati

• 4 rametti timo fresco

• 2 spicchi d'aglio pelati

Indicazioni:

1.Preparare il bagno d'acqua Sous-vide utilizzando il circolatore ad immersione e aumentare la temperatura a 190°F.

2. Prendere una casseruola di medie dimensioni e aggiungere l'aceto, il sale, lo zucchero e i grani di pepe e posizionarlo a fuoco medio.

3.Quindi, lasciare che la miscela raggiunga il punto di ebollizione e continuare a mescolare fino a quando lo zucchero non si è sciolto insieme al sale

4.Rimuovere il fuoco e aggiungere l'acqua fredda.

5.Lasciare raffreddare la miscela a temperatura ambiente.

6. Prendere un sacchetto richiamabile e aggiungere il timo, le carote e l'aglio insieme alla soluzione di salamoia e sigillare con il metodo di immersione.

7. Immergere sott'acqua e cuocere per 90 minuti.

8. Una volta cotto, rimuovere il sacchetto dal bagno d'acqua e posizionare in un bagno di ghiaccio.

9. Prendi con cura le carote dalla borsa e servi!

Nutrizione: Calorie 113, Carboidrati 24 g, Grassi 1 g, Proteine 2 g

Sous Vide Pomodori all'Aglio

Tempo di preparazione: 10 minuti, tempo di cottura: 45

minuti, porzioni: 4

ingredienti

• 4 pezzi di pomodori cored e a dadini

• 2 cucchiai di olio extravergine di oliva

• 3 spicchi d'aglio tritati

• 1 cucchiaino di origano essiccato

• 1 cucchiaino di sale marino fine

Indicazioni:

1.Preparare il bagno d'acqua Sous-vide utilizzando il

circolatore ad immersione e aumentare la temperatura a 145°F.

2.Aggiungere tutti gli ingredienti elencati al sacchetto

richiamabile e sigillare utilizzando il metodo di immersione.

3. Immergere sott'acqua e lasciarlo cuocere per 45 minuti.

4. Una volta cotti, trasferire i pomodori in un piatto da portata.

5. Servire con alcune fette di pane francese vegano.

Nutrizione: Calorie 292, Carboidrati 44 g, Grassi 8 g, Proteine

11 g

Zucca invernale al curry dolce

Tempo di preparazione: 20 minuti, tempo di cottura: 1 ora e 30 minuti, porzioni: 6

ingredienti

•1 zucca invernale media

•2 cucchiai di burro vegano non salato

•Da 1 a 2 cucchiai di pasta di curry tailandese

•1/2 cucchiaino di sale kosher

•Coriandolo fresco per servire

•Cunei di calce per servire

Indicazioni:

1.Preparare il bagno d'acqua Sous-vide utilizzando il circolatore ad immersione e aumentare la temperatura a 185°F.

2. Affettare la zucca a metà longitudinalmente e raccogliere i semi accanto alla membrana interna. Conservare i semi per un uso successivo.

3. Tagliare la zucca in cunei di circa 1 1/2 di spessore.

4. Prendi una grande borsa pesante ri richiamabile e aggiungi i cunei di zucca, la pasta di curry, il burro e il sale e sigillalo con il metodo ad immersione.

5. Immergerlo sott'acqua e lasciarlo cuocere per 1 ora e mezza.

6. Una volta cotto, togliere il sacchetto dall'acqua e dargli una leggera spremuta fino a quando non è morbido.

7.Se non è morbido, aggiungere nuovamente all'acqua e cuocere per altri 40 minuti.

8. Trasferire il piatto cotto su un piatto da portata e cospargere con un po 'di salsa di burro al curry dalla borsa.

9.Top la zucca con un po 'di coriandolo, cunei di lime e servire!

Nutrizione: Calorie 197, Carboidrati 27 g, Grassi 9 g, Proteine 2 g

Hamburger di polpette di tacchino al pesto

Tempo di preparazione: 80 minuti

Tempo di cottura: 25-75 minuti

Porzioni: 4

ingredienti:

- 1 sterlina tacchino macinato

- 3 scalogno, tritati finemente

- 1 uovo grande, sbattuto

- 1 cucchiaio di pangrattato

- 1 cucchiaino origano essiccato

- 1 cucchiaio di timo

- Sale e pepe nero a piacere

- 1/2 tazza di pesto (più 2 cucchiaino extra

- 2 oz mozzarella, fatta a pezzi

- 4 grandi panini hamburger

Indicazioni:

1. Preparare un bagno d'acqua e posizionare il Sous Vide in esso. Impostato su 146 F. In una ciotola, unire il tacchino, l'uovo, il pangrattato, lo scalogno, il timo e l'origano. Condire con sale e pepe. Mescolare bene. Fai almeno 8 palle e fai un buco nel mezzo con il pollice. Riempire ciascuno con 1/4 cucchiaio di pesto e 1/4 di oz di mozzarella. Assicurarsi che la carne copriva il riempimento.

2. Posizionarlo in un sacchetto sigillabile sottovuoto. Rilasciare l'aria con il metodo di spostamento dell'acqua, sigillare e immergere il sacchetto nel bagno d'acqua. Cuocere per 60 minuti. Una volta che il timer si è fermato, rimuovere le palle e asciugare con la teglia. Scaldare una padella a fuoco medio e cuocere 1/2 tazza di pesto. Aggiungere le polpette e mescolare bene con il pesto. Mettere in ogni panino hamburger 2 polpette.

Nutrizione: Calorie 352, Grasso 5, Fibra 3, Carboidrati 7, Proteine 5

Petto di tacchino con noci pecan

Tempo di preparazione: 2 ore e 15 minuti

Tempo di cottura: 25-75 minuti

Porzioni: 6

ingredienti:

- 2 libbre petto di tacchino, affettato sottilmente

- 1 cucchiaio di scorza di limone

- 1 tazza di noci pecan, tritate finemente

- 1 cucchiaio di timo, tritato finemente

- 2 spicchi d'aglio, schiacciati

- 2 cucchiai di prezzemolo fresco, tritato finemente

- 3 tazze brodo di pollo

- 3 cucchiai di olio d'oliva

Indicazioni:

1.Sciacquare la carne sotto acqua corrente fredda e scolare in un colino. Strofinare con scorza di limone e trasferire in un grande sacchetto sigillabile sottovuoto insieme al brodo di pollo. Cuocere en Sous Vide per 2 ore a 149 F. Rimuovere dal bagno d'acqua e mettere da parte.

2. Scaldare l'olio d'oliva in una padella di medie dimensioni e aggiungere aglio, noci di noci pecan e timo. Dare una buona agitazione e cuocere per 4-5 minuti. Infine, aggiungere il petto di pollo alla padella e rosolare brevemente su entrambi i lati. Servire immediatamente.

Nutrizione: Calorie 352, Grasso 5, Fibra 3, Carboidrati 7, Proteine 5

Piatto di tacchino speziato

Tempo di preparazione: 14 ore e 15 minuti

Tempo di cottura: 25-75 minuti

Porzioni: 4

ingredienti:

• 1 gamba di tacchino

• 1 cucchiaio di olio d'oliva

• 1 cucchiaio di sale all'aglio

• 1 cucchiaino pepe nero

• 3 rametti di timo

• 1 cucchiaio di rosmarino

Indicazioni:

1. Preparare un bagno d'acqua e posizionare il Sous Vide in esso. Impostare su 146 F. Condire il tacchino con aglio, sale e pepe. Mettilo in un sacchetto sigillabile sottovuoto.

2. Rilasciare l'aria con il metodo di spostamento dell'acqua, sigillare e immergere la borsa nella vasca da bagno. Cuocere per 14 ore. Una volta fatto, rimuovere le gambe e asciugarlo.

Nutrizione: Calorie 352, Grasso 5, Fibra 3, Carboidrati 7, Proteine 5

Tacchino in salsa all'arancia

Tempo di preparazione: 75 minuti

Tempo di cottura: 25-75 minuti

Porzioni: 2

ingredienti:

•1 chilo di petto di tacchino, senza pelle e disossato

•1 cucchiaio di burro

•3 cucchiai di succo d'arancia fresco

•1/2 tazza brodo di pollo

•1 cucchiaino pepe di Cayenna

•Sale e pepe nero a piacere

Indicazioni:

1.Sciacquare i seni di tacchino sotto acqua corrente fredda e

asciugare. accantonare.

2.In ciotola media, unire succo d'arancia, brodo di pollo, pepe di Cayenna, sale e pepe. Mescolare bene e mettere la carne in questa marinata. Conservare in frigorifero per 20 minuti.

3.Ora, mettere la carne insieme alla marinata in un grande sacchetto sigillabile sottovuoto e cuocere en sous vide per 40 minuti a 122 F.

4.In una casseruola media antiaerea, sciogliere il burro a una temperatura medio-alta. Togliere la carne dal sacchetto e aggiungerla alla casseruola. Friggere per 2 minuti e rimuovere dal fuoco.

Nutrizione: Calorie 352, Grasso 5, Fibra 3, Carboidrati 7, Proteine 5

Gambe di tacchino timo e rosmarino

Tempo di preparazione: 8 ore e 30 minuti

Tempo di cottura: 25-75 minuti

Porzioni: 4

ingredienti:

• 5 cucchiaino burro, fuso

• 10 spicchi d'aglio tritati

• 2 cucchiai di rosmarino essiccato

• 1 cucchiaio di cumino

• 1 cucchiaio di timo

• 2 gambe di tacchino

Indicazioni:

Preparare un bagno d'acqua e posizionare il Sous Vide in esso.

Impostato su 134 F.

1.Unire l'aglio, il rosmarino, il cumino, il timo e il burro.

Strofinare il tacchino con la miscela.

2. Posizionare il tacchino in un sacchetto sigillabile sottovuoto.

Rilasciare l'aria con il metodo di spostamento dell'acqua,

sigillare e immergere il sacchetto nel bagno d'acqua. Cuocere

per 8 ore

3.Una volta che il timer si è fermato, rimuovere il tacchino.

Prenota i succhi di cottura. Scaldare la griglia a fuoco alto e

mettere il tacchino. Cospargere i succhi di cottura. Girati e

cospargi più succhi. Mettere da parte e lasciare raffreddare.

servire.

Nutrizione: Calorie 352, Grasso 5, Fibra 3, Carboidrati 7,

Proteine 5

Petto di tacchino con chiodi di garofano

Tempo di preparazione: 1 ora e 45 minuti

Tempo di cottura: 25-75 minuti

Porzioni: 6

ingredienti:

- 2 libbre petto di tacchino, affettato

- 2 spicchi d'aglio tritati

- 1 tazza di olio d'oliva

- 2 cucchiai di senape di Digione

- 2 cucchiai di succo di limone

- 1 cucchiaino rosmarino fresco, tritato finemente

- 1 cucchiaino chiodi di garofano tritati

- Sale e pepe nero a piacere

Indicazioni:

1.In una grande ciotola, unire l'olio d'oliva, con senape, succo di limone, aglio, rosmarino, spicchi di garofano, sale e pepe.

Mescolare fino a ben incorporato e aggiungere fette di tacchino. Immergere e conservare in frigorifero per 30 minuti prima della cottura.

2.Rimuovere dal frigorifero e trasferire in 2 sacchetti sigillabili sottovuoto. Sigillare i sacchetti e cuocere en Sous Vide per un'ora a 149 F. Rimuovere dal bagno d'acqua e servire.

Nutrizione: Calorie 352, Grasso 5, Fibra 3, Carboidrati 7, Proteine 5

Hoagies di maiale

Tempo di preparazione: 15 minuti

Tempo di cottura: 12 ore

Porzioni: 4

ingredienti:

•1 libbre di costolette di maiale disossate

•1 cucchiaio di strofinare secco + cucchiaino aggiuntivo per

un uso successivo

•1/4 tazza salsa barbecue

•4 rotoli di hoagie

•1 tazza di sottaceti fritti preconditi per il condimento

Indicazioni:

1.Preparare il bagno d'acqua Sous Vide utilizzando il

circolatore ad immersione e aumentare la temperatura a 187

gradi Fahrenheit.

2. Affettare il maiale in porzioni di dimensioni morsi e condire

con 1 cucchiaio di strofinare secco.

3. Trasferire le braciole in una grande borsa con cerniera

richiamabile e sigillare utilizzando il metodo di immersione.

4.Cuocere per 12 ore.

5. Una volta cotto, rimuovere il maiale dalla borsa e triturarlo.

6.Stagione con il rublo secco

7. Servire in cima agli involtini di hoagie con sottaceti fritti

morbidi e un filo di salsa barbecue.

Nutrizione: Calorie 334, Grasso 33, Fibra 3, Carboidrati 14,

Proteine 7

Mix di patate al bacon

Tempo di preparazione: 30 minuti

Tempo di cottura: 90 minuti

Porzioni: 6

ingredienti:

•1 1/2 lb. Patate Yukon, tagliate in pezzi da 3/4 di pollice

•1/2 tazza brodo di pollo

•Sale e pepe, se necessario

•4 once di pancetta spessa tagliata in strisce spesse 1/4 di

pollice

•1/2 tazza di cipolla, tritata

•1/3 tazza di aceto di sidro di mele

•4 scalogno affettati sottilmente

Indicazioni:

1.Preparare il bagno d'acqua Sous Vide utilizzando il

circolatore ad immersione e aumentare la temperatura a 185

gradi Fahrenheit.

2. Prendi un sacchetto richiamabile per impieghi gravosi e aggiungi le patate accanto allo stock.

3. Condire con un po 'di sale e sigillare utilizzando il metodo di immersione. Immergere e cuocere per circa 1 e 1/2 ora.

4. Posizionare una padella di grandi dimensioni a fuoco medio-alto.

5. Aggiungere la pancetta e cuocere per 5-7 minuti.

6. Trasferirlo su un asciugamano da cucina e asciugarlo. Prenota il Grasso.

7. Restituire il calore alla padella e aggiungere le cipolle. Cuocere per 1 minuto.

8. Prendi una padella e posizionala a fuoco medio, rimuovi la borsa dal bagno d'acqua e versa il magazzino e le patate dalla borsa nella padella.

9. Aggiungere la pancetta cotta e l'aceto.

10. Portare il composto a fuoco lento.

11. Aggiungere gli scalogni e condire con un po 'di pepe e sale.

Nutrizione: Calorie 334, Grasso 33, Fibra 3, Carboidrati 14,

Proteine 7

Lombo di maiale di melassa

Tempo di preparazione: 15 minuti

Tempo di cottura: 240 minuti

Porzioni: 6

ingredienti:

• 2 libbre di arrosto di lombo di maiale

• Foglia di alloro da 1 pezzo

• 3 once di melassa

• 1/2 oz. salsa di soia

• 1/2 oz.

• Succo di 2 limoni

• 2 strisce scorza di limone

• 4 scalogno tritati

• 1/2 cucchiaino di aglio in polvere

• 1/4 cucchiaino di senape di Digione

• 1/4 di cucchiaino di zenzero macinato

• 1 oz.

•Cipolla verde per porzioni, affettata

Indicazioni:

1.Preparare il bagno d'acqua Sous Vide utilizzando il circolatore ad immersione e aumentare la temperatura a 142 gradi Fahrenheit.

2. Trasferire il lombo di maiale e l'alloro in una borsa con zip richiamabile.

3. Prendi una piccola ciotola e mescola la melassa, la soia, la scorza di limone, il miele, l'alloro, lo scalogno, l'aglio in polvere, la senape e lo zenzero.

4.Mescola 1/3 della miscela sul lombo di maiale.

5.Sigillare utilizzando il metodo di immersione. Cuocere per 4 ore.

6. Una volta cotto, eserti il maiale dal bagno d'acqua e aggiungere la glassa rimanente a una casseruola.

7. Far bollire tutto a fuoco alto e cuocere fino a quando non è ridotto a glassa.

8. Versare la glassa sul lombo di maiale e gettare le patatine di mais schiacciate su tutto.

9.Servire con la cipolla verde affettata

Nutrizione: Calorie 334, Grasso 33, Fibra 3, Carboidrati 14, Proteine 7

Cotoletta di maiale giapponese

Tempo di preparazione: 15 minuti

Tempo di cottura: 60 minuti

Porzioni: 3

ingredienti:

• 3 braciole di lombo di maiale

• Sale e pepe se necessario

• 1 tazza di farina

• 2 uova intere

• Briciole Panko se necessario per rivestire le braciole

Indicazioni:

1.Preparare il bagno d'acqua Sous Vide utilizzando il circolatore ad immersione e aumentare la temperatura a 140 gradi Fahrenheit.

2. Crea piccole fessure sul corpo del lonzato e taglia qualsiasi grasso in eccesso. Condire con sale e pepe.

3. Trasferire in una borsa con zip richiamabile e sigillare utilizzando il metodo di immersione. Immergere e cuocere per 1 ora.

4. Una volta cotti, rimuovere le braciole di lonza dal sacchetto e asciugarle.

5. Dragare il lombo in farina, uovo e infine briciole di panko.

6. Scaldare l'olio a 450 gradi Fahrenheit e friggere le braciole per 1 minuto.

7. Mettere su un rack di raffreddamento e affettare.

8. Servire sopra il riso al vapore con verdure.

Nutrizione: Calorie 334, Grasso 33, Fibra 3, Carboidrati 14, Proteine 7

Filetto di maiale al burro di mele

Tempo di preparazione: 10 minuti

Tempo di cottura: 120 minuti

Porzioni: 3

ingredienti:

- 1 filetto di maiale

- 1 vasetto di burro di mele

- Rametti freschi di rosmarino

- Sale e pepe, se necessario

Indicazioni:

1.Preparare il bagno d'acqua Sous Vide utilizzando il

circolatore ad immersione e aumentare la temperatura a 145

gradi Fahrenheit.

2.Condire il maiale con sale e pepe.

3. Stendere il burro di mele sul maiale.

4. Trasferire in una borsa con zip richiamabile e aggiungere i rametti di rosmarino.

5.Sigillare con il metodo di immersione e cuocere per 2 ore.

6.Una volta fatto, rimuovere il maiale dalla borsa e asciugare.

7.Condire con sale e pepe e applicare generosamente il burro di mele.

8.Sear su griglia calda.

9.Affetta e servi!

Nutrizione: Calorie 334, Grasso 33, Fibra 3, Carboidrati 14, Proteine 7

Braciola di maiale con mais

Tempo di preparazione: 15 minuti

Tempo di cottura: 60 minuti

Porzioni: 3

ingredienti:

• 4 pezzi di braciola di maiale

• 1 piccolo peperone rosso, a dadini

• 1 cipolla gialla piccola, a dadini

• 3 spighe di mais

• 1/4 tazza coriandolo, tritato

• Sale e pepe se necessario

• Olio vegetale

Indicazioni:

1.Preparare il bagno d'acqua Sous Vide utilizzando il circolatore ad immersione e aumentare la temperatura a 140 gradi Fahrenheit.

2.Condire la braciola di maiale con sale.

3. Trasferire in una borsa con zip richiamabile e sigillare utilizzando il metodo di immersione. Cuocere per 1 ora.

4. Prendere una padella e metterla a fuoco medio, aggiungere l'olio e lasciare che l'olio si riscriva

5. Aggiungere la cipolla, il mais e il peperone.

6. Soffriggere per un po 'fino a quando appena rosonato.

7. Finire il mix di mais con coriandolo e pellerlo.

8.Pulire la padella e posizionare la padella a fuoco medio.

9. Aggiungere l'olio e cucire la braciola di maiale per 1 minuto per lato.

10.Affettare e servire con l'insalata.

Nutrizione: Calorie 334, Grasso 33, Fibra 3, Carboidrati 14, Proteine 7

pranzo

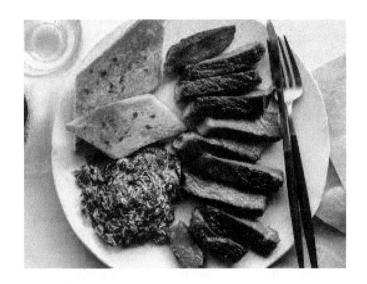

Costolette di maiale brasato alla birra

Tempo di preparazione: 10 minuti, tempo di cottura: 18 ore e

10 minuti, porzioni: 4

ingredienti:

•2 libbre di costolette di maiale, tritate in sezioni ossee

•1 cipolla grande, tritata finemente

•12 oncia possono accendere la birra

•Sale e pepe a piacere

•1 cucchiaio di burro

Indicazioni:

1. Strofinare le costolette di maiale con sale e pepe.

2. Mettere le costolette nel sacchetto sottovuoto, aggiungere

cipolla tritata e birra.

3.Preriscaldare la macchina sous vide a 176ºF.

4.Impostare il tempo di cottura per 18 ore.

5. Quando il tempo è finito, asciugare accuratamente le costole

con gli asciugamani di carta.

6. Cucire le costole in 1 cucchiaio di burro su entrambi i lati per circa 40 secondi fino a quando croccanti.

7. Servire con purè di patate, insalata di cavolo o riso bianco.

Nutrizione: Calorie 283, Carboidrati 17 g, Grassi 15 g, Proteine 20 g

Maiale in stile indiano

Tempo di preparazione: 15 minuti, tempo di cottura: 2 ore,

porzioni: 4

ingredienti:

•1,5 libbre. filetto di maiale, affettato

•2 tazze yogurt

•1 tazza di panna acida

•2 cucchiai di pasta tandoori

•1 cucchiaio di pasta di curry

•Zenzero da 1 pollice, tritato

•2 spicchi d'aglio tritati

•Sale e pepe, a piacere

Indicazioni:

1.In una ciotola grande, unire yogurt, panna acida, pasta di

tandoori, pasta al curry, aglio e zenzero.

2. Aggiungere il maiale a fette. Coprire e marinare 20 minuti in frigo.

3.Preriscaldare il fornello Sous Vide a 135°F.

4.Rimuovere il maiale dalla marinata e mettere nella borsa Sous Vide. Sigillare sottovuoto il sacchetto.

5. Immergere il maiale nel bagno d'acqua e cuocere 2 ore.

6.Rimuovere il sacchetto dall'acqua e aprire con attenzione.

7. Scaldare 1 cucchiaio di olio d'oliva in una padella grande.

8.Cucire il maiale 3 minuti per lato.

9.Servire caldo.

Nutrizione: Calorie 350, Carboidrati 13,1 g, Grassi 19,5 g, Proteine 30,4 g

Sous Vide Spalla di maiale

Tempo di preparazione: 10 minuti, tempo di cottura: 12 ore,

porzioni: 6

ingredienti:

•1 spalla di maiale, circa 2 1/2 libbre.

•1 cucchiaio di zucchero di canna

•1 cucchiaino, aglio in polvere

•1 cucchiaio, paprika

•2 pezzi, anice stellato

•2 cucchiai di olio d'oliva

•2 pizzichi cumino

•2 pizzichi sale

Indicazioni:

1.Preparare il bagno d'acqua Sous Vide posizionando il circolatore ad immersione e impostando la temperatura su 160°F.

2.Condire la spalla di maiale con tutti i condimenti secchi e sale e mettere con l'olio d'oliva nella borsa.

3. Immergere nel bagno d'acqua e lasciare cuocere per 12 ore (se l'acqua evapora, sostituire con acqua nuova).

4. Prendi la spalla di maiale e distruggila / lacera con l'aiuto di una grande forchetta e un coltello.

5. Tieni la spalla di maiale per panini, tacos o qualsiasi altra combinazione che desideri per un massimo di 3 giorni (in frigo).

Nutrizione: Calorie 246, Carboidrati 5,2 g, Grassi 6. 4 g, Proteina 41. 8 g

Stinco di agnello semplice con salsa di mirtilli rossi

Tempo di preparazione: 10 minuti, tempo di cottura: 48 ore, porzioni: 10

ingredienti:

• 1 gambo di agnello

• 2 cucchiai di olio d'oliva

• 2 spicchi d'aglio, tritati grossolanamente

• Sale e pepe a piacere

• Salsa di mirtilli rossi Sous Vide

Indicazioni:

1. Preriscaldare il bagno d'acqua a 144°F.

2. Cospargere il gambo di agnello con sale e pepe. Mettilo nel sacchetto sottovuoto insieme all'olio d'oliva e all'aglio.

3. Sigillare la borsa.

4. Impostare il tempo di cottura per 48 ore.

5. Servire con patate bollite e salsa di mirtilli rossi Sous Vide.

Nutrizione: Calorie 300, Carboidrati 20 g, Grassi 12 g, Proteine 28 g

Coscia d'agnello con paprika affumicata

Tempo di preparazione: 10 minuti, tempo di cottura: 10 ore e 20 minuti, porzioni: 6

ingredienti:

• 3 libbre coscia di agnello, ossa rimosse

• 2 spicchi d'aglio

• 1 cucchiaino paprika affumicata macinata

• 2 cucchiai di origano essiccato

• 1 spicchio d'aglio tritato

• 2 cucchiai di olio d'oliva

• Sale e pepe a piacere

• Succo di 1 limone

Indicazioni:

1.Preriscaldare la macchina Sous Vide a 134°F.

2. Preparare il condimento: sbattere insieme l'aglio tritato, l'olio d'oliva, la paprika affumicata, il sale, il pepe e l'origano.

3. Stendere il composto uniformemente sull'agnello.

4. Mettere l'agnello nel sacchetto, togliere l'aria e cuocere per 10 ore.

5. Quando il tempo è finito, posizionare l'agnello sotto la griglia preriscaldata per 4-5 minuti fino a quando non diventa croccante.

6. Affettare l'agnello cotto e servirlo cosparso di succo di limone.

Nutrizione: Calorie 280, Carboidrati 18 g, Grassi 12 g, Proteine 25 g

cena

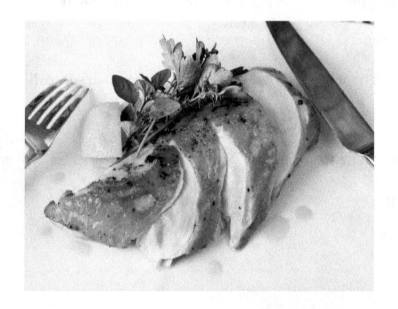

Pollo e peperoni

Tempo di preparazione: 10 minuti

Tempo di cottura: 1 ora

Porzioni: 4

ingredienti:

•1/2 tazza scalogno, tritate

•1/2 tazza brodo di pollo

•1/2 cucchiaino di origano, essiccato

•Un pizzico di sale e pepe nero

•1 cucchiaio di coriandolo tritato

•2 cucchiai di olio d'oliva

•1 peperone rosso, tagliato a strisce

•1 peperone verde, tagliato a strisce

•1 peperone d'arancia, tagliato a strisce

•Seni di pollo da 2 libbre, senza pelle, disossati e grosso modo a cubetti

Indicazioni:

1.In grande sacchetto di sous vide, mescolare il pollo con l'olio, i peperoni e gli altri ingredienti, sigillare la borsa e cuocere nel bagno d'acqua a 180 gradi F per 1 ora.

2. Dividere il mix in ciotole e servire.

Nutrizione: calorie 242 grassi 14 fibre 3 carboidrati 7 proteine 14

Cipollotti e Turchia

Tempo di preparazione: 10 minuti

Tempo di cottura: 50 minuti

Porzioni: 4

ingredienti:

• 2 libbre petto di tacchino, senza pelle, disossato e a cubetti

• 1 tazza di cipollotti, tritati

• 1/4 tazza vino bianco

• 1/2 cucchiaino di paprika dolce

• 1/2 cucchiaino di peperoncino in polvere

• 2 cucchiai di olio di avocado

• 1 cucchiaio di prezzemolo, tritato

• Un pizzico di sale e pepe nero

Indicazioni:

1.In grande sacchetto sous vide, mescolare il tacchino con i

cipollotti, il vino e gli altri ingredienti, sigillare la borsa, immergersi nel bagno d'acqua, cuocere a 175 gradi F per 50

minuti, dividere il mix tra piatti e servire.

Nutrizione: calorie 222 grassi 6,7 fibre 1,6 carboidrati 4,8

proteine 34,4

Cavolo rosso lime e pollo

Tempo di preparazione: 10 minuti

Tempo di cottura: 1 ora

Porzioni: 4

ingredienti:

• 1 libbra di petto di pollo, senza pelle, disossato e a cubetti

• 1 tazza di cavolo rosso, triturato

• Succo di 1 lime

• Scorza di 1 lime, grattugiata

• 2 cucchiai di olio d'oliva

• 2 cucchiai di aceto balsamico

• Un pizzico di sale e pepe nero

• 1 cucchiaio di erba cipollina, tritato

• 1 cucchiaio di rosmarino, tritato

Indicazioni:

1.In grande sacchetto sous vide, mescolare il pollo con il

cavolo, il succo di lime e gli altri ingredienti, sigillare la borsa, immergersi nel bagno d'acqua, cuocere a 180 gradi F per 1 ora,

dividere tra i piatti e servire.

Nutrizione: calorie 264 grassi 13,2 fibre 0,7 carboidrati 1,9

proteine 33,2

Mix di pollo e zucca

Tempo di preparazione: 10 minuti

Tempo di cottura: 1 ora

Porzioni: 4

ingredienti:

• 1 cucchiaio di origano, tritato

• 1/2 cucchiaino di peperoncino in polvere

• Un pizzico di sale e pepe nero

• 1 cucchiaio di erba cipollina, tritato

• Petto di pollo da 1 libbra, senza pelle, disossato e a cubetti

• 1 tazza di zucca al burro, sbucciata e grossolanamente a cubetti

• 2 cucchiai di succo di lime

• 2 cucchiai di olio d'oliva

• 2 cipollotti, tritati

Indicazioni:

1.In grande sacchetto sous vide, mescolare il pollo con la zucca, il succo di lime e gli altri ingredienti, sigillare la borsa, immergersi nel bagno d'acqua e cuocere a 180 gradi F per 1 ora.

2. Dividi tutto tra piatti e servire.

Nutrizione: calorie 234 grassi 12 fibre 3 carboidrati 5 proteine 7

Paprika Tacchino Mix

Tempo di preparazione: 10 minuti

Tempo di cottura: 50 minuti

Porzioni: 4

ingredienti:

• 2 libbre petto di tacchino, senza pelle, disossato e affettato

• Succo di 1 lime

• 1 cucchiaio di paprika dolce

• 1 cucchiaio di olio di avocado

• 4 scalogno, tritati

• Un pizzico di sale e pepe nero

• 1 cucchiaio di erba cipollina, tritato

Indicazioni:

1.In grande sacchetto sous vide, mescolare il tacchino con il

succo di lime, la paprika e gli altri ingredienti, sigillare la

borsa, immergersi nel bagnomaria e cuocere a 175 gradi F per

50 minuti.

2. Dividi tutto tra piatti e servire.

Nutrizione: calorie 263 grassi 14 fibre 3 carboidrati 7 proteine

16

Ali di pollo barbecue

Tempo di preparazione: 10 minuti

Tempo di cottura: 1 ora

Porzioni: 4

ingredienti:

• 1/2 cucchiaino di peperoncino in polvere

• 1/2 cucchiaino di cumino, macinato

• Un pizzico di sale e pepe nero

• 2 libbre ali di pollo

• 1/2 tazza di salsa barbecue

• 2 cucchiai di olio di avocado

• 2 cucchiai di erba cipollina, tritati

Indicazioni:

1.In grande sacchetto sous vide, mescolare le ali di pollo con la salsa barbecue e gli altri ingredienti, mescolare, sigillare la borsa e cuocere nel bagno d'acqua a 175 gradi F per 1 ora.

2. Dividere le ali di pollo tra i piatti e servire.

Nutrizione: calorie 263 grassi 12 fibre 2 carboidrati 7 proteine
18

Polpette di tacchino e salsa

Tempo di preparazione: 10 minuti

Tempo di cottura: 55 minuti

Porzioni: 4

ingredienti:

•Seni di tacchino da 1 libbra, senza pelle, disossati e macinati

•2 uova, sbattute

•1 cipolla rossa, affettata

•Un pizzico di sale e pepe nero

•1 cucchiaio di farina di mandorle

•2 cucchiai di origano, tritati

•1 tazza di salsa di pomodoro

Indicazioni:

1.In una ciotola, unire il tacchino con la cipolla, le uova, il sale di farina e il pepe, mescolare e modellare polpette medie da questo mix.

2.In sacchetto sous vide, mescolare le polpette con l'origano e

la salsa, sigillare il sacchetto e cuocere nel bagno d'acqua a 170

gradi F per 55 minuti.

3. Dividere il mix tra piatti e servire.

Nutrizione: Calorie 300, Grassi 15.8, Fibra 2, Carboidrati 5.2,

Proteine 33.9

Pollo e Bulgur

Tempo di preparazione: 10 minuti

Tempo di cottura: 1 ora

Porzioni: 4

ingredienti:

• Petto di pollo da 1 libbra, senza pelle, disossato e a cubetti

• 1 tazza di bulgur

• 1 tazza di brodo di pollo

• Un pizzico di sale e pepe nero

• 1/2 cucchiaino di coriandolo, macinato

• 1 cucchiaino di curcuma in polvere

• 1 cucchiaio di erba cipollina, tritato

Indicazioni:

1. In sacchetto sous vide, mescolare il pollo con il bulgur, il brodo e gli altri ingredienti, sigillare la borsa e cuocere nel bagno d'acqua a 170 gradi F per 1 ora.

2. Dividere il mix tra piatti e servire.

Nutrizione: Calorie 360, Grassi 22.1, Fibra 1.4, Carboidrati 4.3,

Proteine 34.5

Tacchino e Pomodori

Tempo di preparazione: 10 minuti

Tempo di cottura: 1 ora

Porzioni: 4

ingredienti:

•2 libbre di petto di tacchino, senza pelle, disossato e a cubetti

•Pomodorini da 1/2 libbra, dimezzati

•Succo di 1 lime

•1 cucchiaio di aceto balsamico

•1 cucchiaio di olio di avocado

•1/2 cucchiaino di paprika affumicata

•Un pizzico di sale e pepe nero

•1 cucchiaio di coriandolo tritato

Indicazioni:

1.In sacchetto sous vide, mescolare il tacchino con i pomodori,

il succo di lime e gli altri ingredienti, sigillare la borsa e

cuocere nel bagno d'acqua a 180 gradi F per 1 ora.

2. Dividere tra le piastre e servire.

Nutrizione: Calorie 362, Grassi 16.1, Fibra 4.4, Carboidrati 5.4,

Proteine 36.4

Turchia con spinaci e cavolo

Tempo di preparazione: 10 minuti

Tempo di cottura: 1 ora

Porzioni: 4

ingredienti:

• 2 libbre di petto di tacchino, senza pelle, disossato e a cubetti

• 2 cucchiai di olio d'oliva

• 1 tazza di spinaci per bambini

• 1 tazza di cavolo bambino

• Succo di 1 lime

• 1/4 tazza vino bianco

• 4 spicchi d'aglio tritati

• 1 cucchiaio di scorza di calce, grattugiato

• Un pizzico di sale e pepe nero

• 1 cucchiaio di prezzemolo, tritato

Indicazioni:

1.In sacchetto sous vide, mescolare il tacchino con l'olio, gli spinaci e gli altri ingredienti, sigillare la borsa, cuocere nel bagno d'acqua a 175 gradi F per 1 ora, dividere tutto tra i piatti e servire.

Nutrizione: Calorie 243, Grasso 9, Fibra 1.6, Carboidrati 5.4, Proteine 34.1

Spuntino

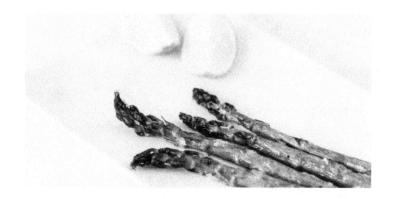

Chili Hummus

Tempo di preparazione: 4 ore e 15 minuti

Porzioni: 9

ingredienti:

- 16 once di ceci, imbevuti durante la notte e drenato

- 2 spicchi d'aglio tritati

- 1 cucchiaino sriracha

- 1/4 cucchiaino peperoncino in polvere

- 1/2 cucchiaino fiocchi di peperoncino

- 1/2 tazza di olio d'oliva

- 1 cucchiaio di sale

- 6 tazze d'acqua

Indicazioni:

1. Preparare un bagno d'acqua e posizionare il Sous Vide in esso. Impostato su 195 F. Metti i ceci e l'acqua in un sacchetto di plastica. Rilasciare l'aria con il metodo di spostamento

dell'acqua, sigillare e immergere il sacchetto nel bagno d'acqua. Impostare il timer per 4 ore.

2. Una volta che il timer si è fermato, rimuovere la borsa e drenare l'acqua e trasferire i ceci a un robot da cucina. Aggiungere gli ingredienti rimanenti. Frullare fino a quando liscio.

Bacchette di senape

Tempo di preparazione: 1 ora | Porzioni: 5

ingredienti:

• Bacchette di pollo da 2 libbre

• 1/4 tazza senape di Digione

• 2 spicchi d'aglio, schiacciati

• 2 cucchiai di ammino di cocco

• 1 cucchiaino sale rosa dell'Himalaya

• 1/2 cucchiaino pepe nero

Indicazioni:

1.Sciacquare le bacchette sotto acqua corrente fredda. Scolare in un grande colino e mettere da parte.

2.In una piccola ciotola, unire Digione con aglio schiacciato, ammino di cocco, sale e pepe. Stendere il composto sulla carne con una spazzola da cucina e posizionare in un grande sacchetto sigillabile sottovuoto. Sigillare la borsa e cuocere en sous vide per 45 minuti a 167 F.

Nutrizione: Calorie: 243 Carboidrati: 34g Proteine: 6g Grassi:

9g Zucchero: 7g Sodio: 179mg

Ali di pollo con zenzero

Tempo di preparazione: 2 ore e 25 minuti

Porzioni: 4

ingredienti:

- 2 libbre ali di pollo

- 1/4 tazza di olio extravergine di oliva

- 4 spicchi d'aglio

- 1 cucchiaio di foglie di rosmarino, tritate finemente

- 1 cucchiaino pepe bianco

- 1 cucchiaino pepe di cayenna

- 1 cucchiaio di timo fresco, tritato finemente

- 1 cucchiaio di zenzero fresco, grattugiato

- 1/4 tazza succo di lime

- 1/2 tazza aceto di sidro di mele

Indicazioni:

1. Sciacquare le ali di pollo sotto acqua corrente fredda e scolarle in un grande colino.

2.In una grande ciotola, unire l'olio d'oliva con aglio, rosmarino, pepe bianco, pepe di Caienna, timo, zenzero, succo di lime e aceto di sidro di mele. Immergere le ali in questa miscela e coprire. Conservare in frigorifero per un'ora.

3. Trasferire le ali insieme alla marinata in un grande sacchetto sigillabile sottovuoto. Sigillare il sacchetto e cuocere en sous vide per 1 ora e 15 minuti a 149 F. Rimuovere dal sacchetto sigillabile sottovuoto e marrone prima di servire. Servi e divertiti!

Nutrizione: calorie 368, grassi 23, fibra 3, carboidrati 10, proteine 34

Polpette di manzo

Tempo di preparazione: 1 ora e 55 minuti

Porzioni: 4

ingredienti:

- 1 sterlina di carne macinata magra

- 1 uovo

- 2 cucchiai di mandorle, tritate finemente

- 2 cucchiai di farina di mandorle

- 1 tazza di cipolle, tritate finemente

- 2 spicchi d'aglio, schiacciati

- 1/4 tazza di olio d'oliva

- Sale e pepe nero a piacere

- 1/4 tazza di foglie di prezzemolo, tritate finemente

Indicazioni:

1.In una ciotola, unire il manzo macinato con cipolle tritate finemente, aglio, olio, sale, pepe, prezzemolo e mandorle. Mescolare bene con una forchetta e aggiungere gradualmente un po 'di farina di mandorle.

2. Sbattere in un uovo e conservare in frigorifero per 40 minuti. Rimuovere la carne dal frigorifero e formarsi delicatamente in polpette spesse un pollice, di circa 4 pollici di diametro. Mettere in due sacchetti separati sigillabili sottovuoto e cuocere en sous vide per un'ora a 129 F.

Nutrizione: calorie 100, grassi 1, fibra 1, carboidrati 6, proteine 2

Tuffo al carciofo

Tempo di preparazione: 10 minuti

Tempo di cottura: 1 ora

Porzioni: 8

ingredienti:

• 1 tazza di panna pesante

• 4 cipollotti, tritati

• 2 tazze di cuori di carciofo in scatola, sgocciolato e tritato

• 1 cucchiaio di olio d'oliva

• 2 spicchi d'aglio tritati

• 1/2 tazza crema di formaggio

• 1 tazza di mozzarella, triturata

• 1 cucchiaino di curcuma in polvere

• Sale e pepe nero al gusto

• 1 cucchiaio di erba cipollina, tritato

Indicazioni:

1.In sacchetto sous vide, unire i carciofi con la panna e gli altri ingredienti, sbattere, sigillare la borsa, immergerli nel forno ad acqua preriscaldato e cuocere a 183 gradi F per 1 ora.

2. Dividi in ciotole e servi come tuffo.

Nutrizione: calorie 144, grassi 12, fibra 2, carboidrati 5, proteine 5

Morsi di gamberetti

Tempo di preparazione: 10 minuti

Tempo di cottura: 30 minuti

Porzioni: 6

ingredienti:

•2 libbre gamberetti, pelati e sviluppati

•Sale e pepe nero al gusto

•Un filo d'olio d'oliva

•1 cucchiaio di erba cipollina, tritato

•3 cucchiai di succo di limone

•4 spicchi d'aglio tritati

•1/2 cucchiaino di peperoncino in polvere

Indicazioni:

1.In sacchetto sous vide, unire i gamberetti con l'olio, gli erba cipollina e gli altri ingredienti, lancia, sigilla la borsa, immergiti nel forno ad acqua preriscaldato e cuocili a 160 gradi F per 30 minuti.

2. Dividere in ciotole e servire.

Nutrizione: calorie 182, grassi 12, fibra 1, carboidrati 6,

proteine 14

Ostriche al limone

Tempo di preparazione: 10 minuti

Tempo di cottura: 30 minuti

Porzioni: 4

ingredienti:

•8 ostriche, sgusciate

•Succo di 1 limone

•Scorza di 1 limone grattugiato

•1/2 cucchiaino di peperoncino in polvere

•1 cucchiaio di prezzemolo, tritato

•Un pizzico di paprika dolce

•2 cucchiai di erba cipollina, tritati

Indicazioni:

1.Top ogni ostrica con succo di limone, scorza e gli altri

ingredienti, mettili in sacchetti sous vide separati, sigillali,

immergili nel forno ad acqua preriscaldato e cuocili a 140

gradi F per 30 minuti.

2.Disporre su un piatto e servirli come antipasto.

Nutrizione: calorie 100, grassi 1, fibra 1, carboidrati 4, proteine

1

dessert

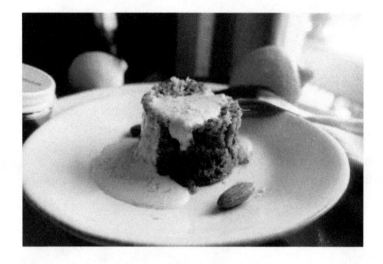

Mais al burro di miso al miele

Tempo di preparazione: 15 minuti, tempo di cottura: 30

minuti, porzioni: 4

ingredienti

• 4 orecchie, mais

• 6 cucchiai di burro

• 3 cucchiai di pasta di miso rossa

• 1 cucchiaino di miele

• Togarashi

• Olio di sesamo

• 1 scalogno, affettato sottilmente

• 1 cucchiaino di semi di sesamo tostato

Indicazioni:

1.Preparare il bagno d'acqua Sous Vide utilizzando il

circolatore ad immersione e aumentare la temperatura a 183°F

2.Prima rimuovere le bucce, poi le sete dal mais e tagliare le

orecchie a metà

3.Slather 2 cucchiaini di burro su ciascuno dei mais

4.Trasferire il mais in sous vide sacchetto richiamabile e

guarnizione utilizzando il metodo di immersione

5.Metti 4 cucchiai di burro, 2 cucchiai di pasta di miso, 1

cucchiaino di miele, l'olio di sesamo e Togarashi in una ciotola

6.Sbattere bene. Lasciare riposare per 30 minuti

7. Una volta che i mais sono pronti, covare il mais per un bel

char* e stendere la miscela di miele di miso in cima

8.Cospargere con semi di sesamo e scalogno

9.Servire!

Nutrizione: Calorie 263, Carboidrati 36 g, Grassi 11 g, Proteine

5 g

Pere in camicia al miele

Tempo di preparazione: 5 minuti, tempo di cottura: 45 minuti,

porzioni: 2

ingredienti

•1 pera, affettata sottilmente

•1 libbre.

•1/2 tazza di noci

•4 cucchiai di parmigiano rasato

•2 tazze foglie di razzo

•Sale e pepe

•2 cucchiai di succo di limone

•2 cucchiai di olio extravergine di oliva

Indicazioni:

1.Preparare il bagno d'acqua utilizzando il circolatore ad

immersione Sous Vide e aumentare la temperatura a 158,8°F

2. Mettere il miele, pere imbrattate in un sacchetto

richiamabile per impieghi gravosi

3.Sigillare con il metodo di immersione e immergere

4.Cuocere per 45 minuti

5.Metti il contenuto della borsa in una ciotola

6.Aggiungere gli ingredienti rimanenti per la medicazione e

snodire bene

7.Servire!

Nutrizione: Calorie 208, Carboidrati 16 g, Grassi 12 g, Proteine

9 g

Insalata di pere e noci

Tempo di preparazione: 10 minuti, tempo di cottura: 30

minuti, porzioni: 4

ingredienti

•2 cucchiai di miele

•2 pere, cored, dimezzate, affettate sottilmente

•1/2 tazza noci, leggermente tostate, tritate grossolanamente

•1/2 tazza di parmigiano rasato

•4 tazze di rucola

•Sale marino e pepe

•Condimento all'aglio di digione

•1/4 tazza di olio d'oliva

•1 cucchiaio di aceto di vino bianco

•1 cucchiaino di senape di Digione

•1 spicchio d'aglio tritato

•Sale

Indicazioni:

1.Preparare il bagno d'acqua Sous Vide utilizzando il circolatore ad immersione e aumentare la temperatura a 159°F

2.Metti il miele in una ciotola a prova di calore

3.Riscaldare per 20 secondi

4. Mettere le pere nel miele e mescolare bene

5. Mettili in un sacchetto e una guarnizione richiurabili per impieghi gravosi utilizzando il metodo di immersione

6. Cuocere per 30 minuti e immergere la borsa in un bagno d'acqua ghiacciata per 5 minuti

7.Rilassati in frigo per 3 ore

8. Aggiungere tutti gli ingredienti di medicazione e dare al barattolo una bella scossa

9.Lascialo in frigo per un po '

10.Servire mettendo le noci, la rucola e il parmigiano in una grande ciotola

11.Aggiungere le fette di pera drenato e il condimento

12.Toss tutto bene e condire con pepe e sale

Nutrizione: Calorie 370, Carboidrati 56 g, Grassi 14 g, Proteine

5 g

Whisky & Pesche in camicia

Tempo di preparazione: 15 minuti, tempo di cottura: 30 minuti, porzioni: 4

ingredienti

•2 pesche, snocciolato, squartato

•1/2 tazza di whisky di segale

•1/2 tazza zucchero ultrafine

•1 cucchiaino di estratto di vaniglia

•Un pizzico di sale

Indicazioni:

1.Preparare il bagno d'acqua Sous Vide utilizzando il circolatore ad immersione e aumentare la temperatura a 180ºF

2. Metti tutti gli ingredienti in una borsa con zip per impieghi gravose

3.Sigillalo con il metodo di immersione e immerilo nell'acqua calda

4.Lascia cuocere per circa 30 minuti

5. Una volta che il timer si esaurisca, eserti la borsa e trasferila in un bagno di ghiaccio

6.Servire!

Nutrizione: Calorie 727, Carboidrati 162 g, Grassi 3 g, Proteine 13 g

Mele curate

Tempo di preparazione: 5 minuti, tempo di cottura: 1 ora,

porzioni: 4

ingredienti

•2 mele aspre, cored, sbucciate, affettate

•1 cucchiaio di curry Madras in polvere

•2 cucchiai di crema di cocco

Indicazioni:

1.Preparare il bagno d'acqua Sous Vide utilizzando il

circolatore ad immersione e aumentare la temperatura a 185ºF

2.Mettere tutti gli ingredienti in un sacchetto richiurabile per

impieghi gravosi e sigillarlo con il metodo di immersione

3.Immergere e cuocere per 60 minuti

4.Rimuovere le mele e trasferirlo in una grande ciotola

5. Dividili tra i piatti di servizio e servi!

Nutrizione: Calorie 376, Carboidrati 70 g, Grassi 8 g, Proteine

6 g

Cardamomo Albicocche

Tempo di preparazione: 15 minuti, tempo di cottura: 1 ora,

porzioni: 4

ingredienti

• Piccole albicocche da 1 pinta, dimezzate

• 1 cucchiaio di burro non salato

• 1 cucchiaino di semi di cardamomo, appena macinato

• 1/2 cucchiaino di zenzero macinato

• Un pizzico di sale marino affumicato

• Basilico fresco per guarnire, tritato

Indicazioni:

1.Preparare il bagno d'acqua Sous Vide aumentando la

temperatura a 180°F Fahrenheit utilizzando un circolatore ad

immersione

2. Metti il burro, le albicocche, lo zenzero, il cardamomo e il

sale in un grande sacchetto di plastica pesante e mescolali

bene

3. Sigillare con cura la borsa con il metodo di immersione e

immergerla nell'acqua calda

4.Lasciare cuocere per 60 minuti e rimuovere la borsa una

volta fatto

5.Mettere le albicocche in ciotole da portata

6. Guarnire con il condimento con basilico

7.Servire!

Nutrizione: Calorie 244, Carboidrati 60 g, Grassi 0 g, Proteine

1 g

Kumquats al miele

Tempo di preparazione: 15 minuti, tempo di cottura: 1 ora, porzioni: 4

ingredienti

•1 libbre kumquats

•1/4 tazza miele

•1/4 di cucchiaino di sale kosher

Indicazioni:

1.Preparare il bagno d'acqua Sous Vide utilizzando il circolatore ad immersione e aumentare la temperatura a 194°F

2. Affettare i Kumquat in fette spesse 1/8 di pollice, rimuovere con cura gli steli e de-seminarli

3.Mettere il miele, il kumquat e il sale in un sacchetto pesante e richiamabile e sigillare utilizzando il metodo di immersione / spostamento dell'acqua

4. Immergerlo nell'acqua calda e cuocere per 60 minuti

5.Preparare un bagno di ghiaccio e mettere la borsa nella vasca

da bagno

6.Raffreddare e servire!

Nutrizione: Calorie 402, Carboidrati 28 g, Grassi 30 g, Proteine

5 g

Mix di mele e zucchine

Tempo di preparazione: 10 minuti

Tempo di cottura: 1 ora

Porzioni: 4

ingredienti:

•1 mazzetto di cipolla verde, tritata

•1/2 cucchiaino di paprika dolce

•1/2 cucchiaino di rosmarino, essiccato

•Sale e pepe nero al gusto

•1 cucchiaio di prezzemolo, tritato

•2 mele, cored e tagliate a spicchi

•1 libbra di zucchine, grosso modo al cubo

•1 cucchiaio di olio d'oliva

•Succo di 1 lime

Indicazioni:

1.In sacchetto sous vide, mescolare le zucchine con le mele,

l'olio e gli altri ingredienti, mescolare, sigillare il sacchetto, immergersi nel forno ad acqua preriscaldato e cuocere a 180

gradi F per 1 ora.

2. Dividere tra i piatti e servire come contorno.

Nutrizione: calorie 170 grassi 7 fibre 4 carboidrati 6 proteine

10

Mix di verdure al limone

Tempo di preparazione: 10 minuti

Tempo di cottura: 20 minuti

Porzioni: 4

ingredienti:

• 2 spicchi d'aglio tritati

• 1 cucchiaio di olio d'oliva

• 1 tazza di verdure con colletto, tritate

• 1 tazza bietola rossa, strappata

• 1 tazza di cavolo bambino

• 1 tazza di spinaci per bambini

• 1/2 cucchiaino di peperoncino in polvere

• 1 cucchiaino di succo di limone

• 1 cucchiaio di burro, fuso

• Sale e pepe nero al gusto

Indicazioni:

1.In sacchetto sous vide, unire i verdi con l'aglio, l'olio e gli altri ingredienti, sigillare il sacchetto, immergersi nel forno ad acqua preriscaldato e cuocere a 185 gradi F per 20 minuti.

2. Dividere il mix tra piatti e servire.

Nutrizione: calorie 151 grassi 6 fibre 3 carboidrati 7 proteine 8

Collards piccante Verde

Tempo di preparazione: 10 minuti

Tempo di cottura: 20 minuti

Porzioni: 4

ingredienti:

• 1 cucchiaio di olio d'oliva

• 2 libbre verdi con colletto, strappati

• 2 peperoncini rossi, tritati

• 1 cucchiaino di paprika calda

• 1/2 cucchiaino garam masala

• 1 cucchiaio di succo di limone

• 1 cucchiaino di fiocchi di peperone rosso, schiacciato

• Sale e pepe nero al gusto

• 1 cipolla gialla, tritata

Indicazioni:

1.In sacchetto sous vide, mescolare i verdi con l'olio, i

peperoncini e gli altri ingredienti, sigillare il sacchetto, immergersi nel forno ad acqua preriscaldato e cuocere a 180

gradi F per 20 minuti.

2. Dividere tra i piatti e servire come contorno.

Nutrizione: calorie 150 grassi 12 fibre 2 carboidrati 4 proteine

8

Spinaci, Mango e Pomodori

Tempo di preparazione: 10 minuti

Tempo di cottura: 20 minuti

Porzioni: 4

ingredienti:

•Succo e scorza di 1 lime

•1/2 cucchiaino di rosmarino, essiccato

•1 cucchiaio di aceto di sidro di mele

•Sale e pepe nero al gusto

•Spinaci da 1 libbra

•Pomodorini da 1/2 libbra, dimezzati

•1 tazza di mango, sbucciato e a cubetti

•2 cucchiai di olio d'oliva

Indicazioni:

1.In sacchetto sous vide, unire gli spinaci con i pomodori, il

mango e gli altri ingredienti, sigillare il sacchetto, immergersi nel forno ad acqua preriscaldato e cuocere a 180 gradi F per 20 minuti.

2. Dividere l'intero mix tra piatti e servire.

Nutrizione: calorie 150 grassi 8 fibre 1 carboidrati 3 proteine 7

CPSIA information can be obtained
at www.ICGtesting.com
Printed in the USA
BVHW012357080821
613969BV00006B/62